Dieta Cetogénica

Todo Lo Que Necesita Saber Sobre La Dieta Cetogénica

(Dieta Cetogénica Para Una Vida Sana Y Adelgazar)

Artemio Campos

Tabla De Contenido

Cheesecake Bajo En Cabohidratos

INGREDIENTES

- 6 paquetes de queso crema,
- 4 huevos
- 1 tazas de endulzante sin calorías, o Stevia
- 1/2 tazas de jugo de limón
- 2 cucharada de vainilla líquida
- 1 tazas de fruto rojo,
- para decorar
- 2 ramita de menta, para decorar

Dirección:

1. Precalienta el horno a 300° C. En un bowl bate el queso crema con el huevo, el endulzante, el jugo de limón, la ralladura de limón y la esencia de vainilla hasta conseguir una mezcla suave y cremosa.
2. Vacía la mezcla en un molde, da pequeños golpes para que salga el aire y aplana con una espátula.
3. Hornea durante 40 a 45 minutos tapado hasta que tome consistencia.
4. Enfría en refrigeración y decora con frutos rojos al centro y menta.
5. Sirve una rebanada y disfruta

Carne De Res Molida Cetogénica Stir Fry

Ingredientes:

- 1 taza de brócoli
- 1 mediana de pimiento rojo
- 2 cucharada de aceite de coco
- 1 de una cebolla mediana
- 6   piezas de champiñones de tamaño medianos
- 2 pedazos de hojas de col rizada
- 450 gramos de carne molida
- 2 cucharada de especias chino 6
- 2 cucharada de pimienta de Cayena

Dirección: :

1. picar el pimiento rojo, brócoli, cebolla y la col rizada. Cortar setas.
2. usando un wok grande, caliente el aceite de coco medio a alto calor.

3. Saltear la cebolla alrededor de 15 a 20 minuto.

4. Añadir las verduras restantes y revuelva freír durante 15 a 20 minutos. Mantener en agitación.

5. Añadir la carne molida y especias 20 China y continuar la cocción durante otros 1 a 5 minutos.

6. Cubra y deje cocinar por unos 20 minutos o hasta que la carne se cocina bien.

7. transferir a un plato.

Smoothie De Frutas Del Bosque.

Ingredientes:

- ¾ vaso de agua.
- 2 cucharadas de proteína de suero en polvo, sin azúcar.
- 2 tazas de leche entera de coco.
- 6 yemas de huevo.
- 7 tazas de bayas congeladas de su elección.

Dirección:

1. Agregar la leche de coco, las yemas, las bayas, el agua y el polvo de proteína de suero en una licuadora y mezclar hasta que quede suave.
2. Verter en vasos largos y servir con hielo picado.

Canapé De Atún Y Aderezo

Ingredientes:

- Media cucharada de zumo de limón.
- Una lata de atún en aceite o agua.
- Sal y pimienta al gusto.
- 20 rodajas de pan keto tostadas.
- Una taza de aceite de oliva.
- Un huevo.
- Pepinillos agrios.

Dirección:

1. Para el aderezo adicionar el huevo en la licuadora y batir a velocidad media agregando el aceite en hilito, cuando haya espesado juntar el zumo de limón, sal y pimienta, una vez listo cortar el pepinillo muy menudito y anexar a la

mayonesa, colocar una cucharada de aderezo sobre la rebanada del pan y una cucharadita de atún sobre el aderezo, también puedes mezclar el atún con el aderezo.

Salchicha Con Hinojo

Ingredientes:

- 25 g de aceite de oliva extra virgen
- Sal y pimienta al gusto
- 250 g de salchicha
- 350g de hinojo

Dirección:

1. Lava el hinojo con cuidado y córtalo en rodajas finas.
2. Saltéalos en un sartén caliente.
3. Sazona con aceite, sal y pimienta.
4. Coloca la salchicha en el sartén y cocina bien. Una vez que termines de cocinar.

Panqueques Con Almendras

Ingredientes para

- 4 porciones:
- 4 huevos
- 2 cucharada de mantequilla derretida
- 1 cucharadita de canela
- 1 taza de queso crema
- 1 taza de harina de almendras

Dirección:

1. Comience agregando los ingredientes en
2. la licuadora
3. y batir para mezclar bien el conjunto. Calienta la sartén al fuego
4. medio y fondos
5. la mantequilla Añadir más tarde 20 cucharadas de
6. mezcla a la vez cocine por 5 minutos por lado.
7. por lado.

El Crack Slaw Ceto

Ingredientes

- 2 cucharadita de vinagre
- 2 cucharadas de tamari
- 2 cucharada de aceite de sésamo
- 2 dientes de ajo
- Las semillas de sésamo como sea necesario
- 4 tazas de col verde rallada
- 1 una taza de nueces de macadamia picadas
- 2 cucharadita de pasta de chile

Dirección:

1. Tome una cacerola y colóquela a fuego medio-bajo y añada tamari, aceite de

sésamo, vinagre, aceite de sésamo y pasta de chile

2. Añade tu col verde

3. Cúbrelo y déjalo cocer durante 20 minutos hasta que la col empiece a tiernar

4. Revuelva todo y combínelo bien

5. Añade las nueces

6. Cocine durante 25 a 30 minutos más hasta que las nueces estén tiernas

7. Sirva y Adorne

Pollo Con Salsa De Finas Hierbas

Ingredientes:

- 2 cucharada picada de cebolleta
- 2 cucharadita de mostaza de Dijon
- 2 cucharada picada de albahaca fresca
- Jugo de Lima fresca
- 2 cucharadita
- Agua de 1 taza
- 4 pedazos de pechuga de pollo deshuesada y sin piel a la mitad
- Pimienta 1 cucharadita
- 1 cucharadita sal
- 2 cucharadas aceite de oliva
- 2 cucharadas de mantequilla
- 2 cucharada picada perejil fresco

Dirección

1. entre dos hojas de papel encerado, coloque las pechugas de pollo.
2. Con un mazo, aplane las pechugas de pollo uniformemente.
3. Espolvoree ambos lados de las pechugas de pollo aplane con sal y pimienta.
4. en una sartén antiadherente, calentar 5 cucharada de aceite de oliva y 5 cucharada de mantequilla.
5. Dorar las pechugas de pollo medio a alta temperatura de 20 a 15 minutos de cada lado. Retirar del fuego y mantener caliente.
6. combine el aceite de oliva restante mantequilla restante, perejil fresco, ciboulette, mostaza de Dijon, albahaca fresca, jugo de limón y agua a la grasa. Revolver hasta que la mantequilla se derrita completamente.

Pollo Y Champiñones

Ingredientes:

- 2 diente de ajo picado
- 2 taza cuarteada bebé portabello setas
- Jugo de 2 limón mediano
- 4 rodajas de limón
- media taza de agua
- 2 cucharadas de alcaparras
- 4 pedazos de pechuga de pollo deshuesada y sin piel a la mitad
- 1/2 cucharadita pimienta
- 1/2 cucharadita sal
- 4 cucharaditas de aceite de oliva

Dirección

1. aplanar las pechugas de pollo en 1/7 de pulgada de espesor.
2. Sazonar las pechugas con sal y pimienta.
3. en una sartén antiadherente, calentar 2 cucharadas de aceite de oliva a fuego medio.
4. Cocer las pechugas de pollo sazonadas durante 5 a 20 minutos de cada lado o hasta que el jugo de las pistas de pollo claro.
5. Transferir a un Platón de servir y mantener caliente.
6. 4 . en la misma sartén antiadherente, caliente el aceite de oliva restante sobre medio a alto calor.
7. Agregue una sola capa de bebé portabello setas y cocine, sin revolver, durante unos 5 a 20 minutos o hasta hongos rojo marrón en un lado.
8. Gire los champiñones, luego añada el ajo y cocine por otros 5 a 20 minutos.
9. Añadir el agua y hervir. Añadir el zumo de limón y rodajas de limón a la mezcla.

10. Añada las alcaparras y continuar la cocción hasta que la mezcla espese.

11. Agregue el pollo preparado a la mezcla y el calor de fondo. ¡Servir caliente y disfrutar!

Rosbif

- Cebollino.
- Rábanos, 6.
- Aguacate.
- Queso cheddar, 20 onzas.
- Rosbif, 20 onzas.
- Pimienta.
- Sal.
- Aceite de oliva, 4 cucharas soperas.
- Lechuga, 2 onzas.
- Mostaza de Dijon, 4 cuchara sopera.
- Mayonesa, 20 cl.

Dirección

1.   Coloca los rábanos, el aguacate, el queso y el rosbif en dos platos.

2.   Añade la mostaza, el cebollino y la mayonesa.

3.   Sirve con algo de lechuga y salpica con un poco de aceite de oliva.

Smoothie De Vainilla.

Ingredientes:

- 2 cucharadas de eritritol en polvo o 6 gotas de stevia.
- 2 taza de queso mascarpone.
- 8 cubos de hielo.
- 2   cucharadita de extracto puro de vainilla.
- 4 yemas de huevo grande.

- 1 vaso de agua.
- 2 cucharadas de aceite de coco o aceite MCT.

Dirección:

1. Añadir todos los ingredientes en una licuadora y mezcle hasta que quede suave.
2. Verter en vasos largos.
3. Echar la nata montada encima y servir.

Quiche De Albahaca

Ingredientes:

6 g de semillas de chía
5 g de cáscara de psyllium
2 pizca de sal
100 ml de agua 50g de harina de almendra
55g de harina de linaza
25 g de harina de coco

Para el relleno:

100 g de queso parmesano rallado
2 diente de ajo, finamente picado
40 ml de jugo de limón 450 g de ricota
4 huevos
4 cebolletas, cortadas en aros

2 manojo de albahaca, picada
sal
pimienta

Dirección:

1. Amase bien todos los ingredientes para la masa.

2. Envuelva la masa en un film transparente y déjela reposar durante 45 minutos en el refrigerador.

3. Extienda la masa con el rodillo sobre papel de hornear, colóquela en el molde engrasado y forme un borde.

4. Mientras la masa está en reposo, mezcle bien todos los ingredientes para el relleno.

5. Extienda el relleno sobre la base. Precaliente el horno de convección a 2 100 °C y hornee el quiche durante 4 0 minutos.

Pan Bajo En Carbohidratos De Microondas

Ingredientes:

2 huevo
100g de mantequilla
2 pizca de sal 50g de harina de almendra
50g de fibras de papa bajas en carbohidratos

Dirección:

1. Derrita la mantequilla y mézclela, junto con los ingredientes restantes, para obtener una masa.

2. Coloque la masa en un molde para pastel apto para microondas y hornee en el microondas durante 5 minutos al nivel más alto.

Merluza Con Calabacines

Ingredientes:

- 100g de mayonesa

- 120g de aceitunas negras

- 4 cucharadas de aceite de oliva extra virgen

- 1 limón

- Sal y pimienta al gusto

- 300 g de merluza

- 45 g de alcaparras

- 45 g de manteca de cerdo

- 350 g de calabacines

1. En un sartén cocina la merluza y agrega las alcaparras y las aceitunas.

2. Luego agrega la manteca cortada y deja que se ablande, limpia y corta los calabacines, luego cocínalos en una olla con agua hirviendo.

3. Después de 45 minutos, escurre los calabacines y déjalos en un tazón, sazonándolos con sal y pimienta.

4. Ahora puedes poner la merluza en el plato y servir con la guarnición de calabacín que has preparado.

Alcachofas A La Parrilla

Ingredientes:

- 4 dientes de ajo picados
- 2 cucharadita de sal
- 1 una cucharadita de pimienta negra molida
- 2 alcachofas de gran tamaño
- 2 cuarto de limón
- ¼ taza de aceite de oliva extra virgen

Dirección:

1. Tome un tazón de tamaño grande y llénelo con agua fría
2. Exprimir un poco de jugo de limón

3. Recorta la parte superior de tus alcachofas, asegurándote de recortar también las hojas dañadas

4. Cortar las alcachofas en porciones longitudinales a la mitad

5. Añade las alcachofas a tu tazón de agua con limón

6. Poner a hervir toda la olla

7. Precaliente su parrilla de exterior a fuego medio-alto

8. Deje que las alcachofas se cocinen en la olla hirviendo durante 3 Horas.

9. Drene las alcachofas y manténgalos a un lado

10. Tome otro tazón de tamaño mediano y exprima el limón restante

11. Añade el ajo y la aceituna a la mezcla de limón

12. Cepille las alcachofas con la salsa de ajo y colóquelos en su parrilla precalentada

13. Asar a la parrilla durante unos 2 0 minutos, asegurándose de seguir hilvanándolos hasta que los bordes estén ligeramente carbonizados

Tostadas A La Francesa Cetogénicas

Ingredientes:

- 1 cucharadita de paprika.
- ½ de cucharadita de comino molido.
- Sal y pimienta al gusto.
- Tres cucharadas de mantequilla.
- 6 rebanadas de pan keto.
- 2 taza de leche de almendra sin azúcar.
- 2 huevos.

Dirección:

1. Mezclar todos los ingredientes sin el pan ni la mantequilla, mezclar bien, luego debes introducir las rebanadas de pan dentro de la mezcla y dejar absorber bien.

2.   En una sartén caliente a fuego medo derretir la mantequilla y dorar los panes por ambos lados hasta que ya estén relativamente secos y suaves.

Helado De Frutos Rojos

Ingredientes

- 4 porciones de stevia o eritritol
- 2 chorrito de vainilla
- 2 taza de frutos rojos congelados
- 1 taza de crema para batir

Dirección:

1. Poner todo en licuadora, si la fruta está congelada estará listo instantáneamente.

Espumoso

Ingredientes

• 4 cucharada (50 ml) de ghee
  • 4 cucharadas (80 ml) de leche de coco
o almendras sin azúcar

4 taza (500 ml) de café negro
  • 2 cucharada (15 ml) de aceite de coco

DIRECCIÓN:

Mezcla   muy   bien.

Carbonara

- 4 yemas de huevo
- 100g queso parmesano 4 cda. mantequilla
- 450 ml crema para batir
- sal y pimienta
- perejil fresco, picado
- 450 g tocino o panceta, en dados
- 60 ml (6 0 g) mayonesa
- 10 00 g calabacines
- Pan rallado

Dirección:

1. Echar la crema densa en una cazuela y llevarla a ebullición.
2. Bajar el fuego y dejar hervir a lo largo de unos minutos hasta que se reduzca un cuarto.
3. Freír panceta/tocino en mantequilla hasta que esté crocante. Reservar la grasa.

4. Mezclar la mayonesa con la crema densa. Salpimentar al gusto y cocinar hasta que la mayonesa se ardiente.

5. Hacer espirales del calabacín con un espiralizador.

6. Si no tienes un espiralizador, puedes llevar a cabo tiras finas de calabacín con un pelador de patatas.

7. Añadir los espaguetis a la salsa de crema ardiente.

8. Dividir entre 8 platos y contemplar con tocino, yemas de huevo, perejil y una generosa proporción de queso parmesano recién rallado.

9. Echar la grasa de tocino por arriba y ser útil instantáneamente.

Salmón Ahumado

- 450 g salmón ahumado
- 450ml (200 g) mayonesa
- 120g brotes de espinaca
- 4 cda. aceite de oliva
- sal y pimienta

Dirección:

1. Poner el salmón, las espinacas, una rodaja de lima y una aceptable cucharada de mayonesa en un plato.
2. Rociar con aceite de oliva por arriba de las espinacas y salpimentar.

Golosina De Coco

- 4 cda. crema de coco
- 4 migaja cáscaras de psilio en polvo
- 4 migaja sal
- 4 huevo batido
- 4 cda. (8 g) harina de coco
- 100g mantequilla o aceite de coco

Dirección:

1. En un tazón reducido unir el huevo, la harina de coco, la cáscara de psilio en polvo y la sal.
2. Derretir la mantequilla y la crema de coco a fuego retardado.
3. Agregar a la mezcla de huevo batiendo lentamente hasta hallar una textura cremosa y densa.
4. Servir con leche o crema de coco.
5. Poner por arriba algunas bayas frescas o congeladas y.

Helado De Limón Sin Azúcar Con

Ingredientes:

- 1 cucharadita de polvo blanco de Suevia
- 2 cucharadas de cascara de limón rallado
- 2 taza de leche
- 2 tazas crema entera de batir
- 1 taza jugo de limón

Dirección:

1. Bate la leche con la Suevia
2. Hasta que la Suevia se disuelva
3. Completamente.
4. Mezcla bien la crema de batir con
5. El jugo de limón y la cascara rallada de

6. limon.Vierte la mezcla en la máquina de hacer
7. Helado unos 45 a 50 minutos.

Tratamiento De Gelatina Batida

- 2 paquete de gelatina sin azúcar, su variedad favorita 2/4 taza de agua hirviendo
- 2 tazas de cubitos de hielo
- 2 recipiente de cobertura batida congelada, descongelada Nueces favoritas al gusto

Disolver la gelatina en agua hirviendo. Vierta en un recipiente para mezclar. Agregue los cubitos de hielo y revuelva hasta que los ingredientes se espesen. Retire los trozos de hielo que queden.

Helado De Vainilla Con Fresas Y Vodka

Ingredientes:

- ½ taza de endulzante
- 1 cucharadita de licor de vodka
- 4 cucharadita jugo de limón natural
- 4 cucharaditas de vainilla
- 4 pizca de sal marina
- 10 fresas hechas puré
- 4 tazas de crema espesa batida
- 2 taza de agua mineral

DIRECCIÓN:

1. En un tazón y con una batidora mezclar todos los ingredientes.
2. Colocar esta mezcla en una máquina para hacer helados y seguir las, transfiera la mezcla a un contenedor y colóquela en su congelador ó freezer hasta que este firme.

41

Caldo De Gallina O De Pollo

- 20 Dientes de ajo
- Hierbas de olor
- Hierbabuena
- 4 Pollo o gallina pequeño en trozos
- 4 Poro
- 4 Cebolla
- Sal

Dirección:

1. En una cacerola honda se pone agua a hervir.
2. La carne de pollo o gallina en trozos se lava bien y se quitan las partes babosas de la piel.
3. Cuando el agua esté a punto de hervir se colocan los pedazos de carne en la olla y se deja por 4 Horas.

4. Durante ese tiempo la carne soltará espuma y grasa que se ven sucios.

5. Esa grasa y espuma deben retirarse con un cucharón sopero o una cuchara grande. Se deja cocer unos 25 minutos más y se agrega el poro partido a la mitad, la cebolla, los 20 ajos con cáscara, la hierbabuena y sal al gusto.

6. Se deja cocer por diez minutos más aproximadamente.

Ensalada De Aguacate De Atún

Ingredientes:

- 2 pepino, cortado en media luna delgada
- 1 libra de hojas de rúcula, rasgadas aproximadamente
- 2 cabeza de lechuga iceberg, rasgada
- 2 tomates verdes / verdes, cortados en juliana
- 2 lata de atún en trozos de agua, ligeramente escurrido
- 2 aguacate maduro, picado, carne bien triturada.
- 2 cucharada de mayonesa light
- 1 cucharada de jugo de limón, recién exprimido
- 1 cucharada de mostaza inglesa

- 2 cucharada de aceite de aguacate

- Pizca de hojuelas de pimiento rojo

- Pizca de sal marina

- Pizca de pimienta negra

Dirección:

1. Para el aderezo, combine el atún en trozos, mayonesa liviana, aguacate, jugo de limón, mostaza inglesa, aceite de aguacate, hojuelas de pimiento rojo, sal y pimienta en un tazón grande.

2. Mezclar bien. Coloque dentro del refrigerador.

3. Para las verduras, combine la lechuga, el pepino, los tomates y las hojas de rúcula en una ensaladera.

4. Mezcle bien para combinar. Servir colocando verduras y luego cubrir con el aderezo.

Sartén De Desayuno De Carne De Vaca

Ingredientes

- 2 cucharadas de mantequilla
- 2 cucharada de aceite de oliva
- 2 cucharadita de comino molido
- 2 cucharadita de sal
- 4 huevos
- 2 pimiento verde, cortado en cubitos
- 2 tomate, cortado en cubitos
- ½ de cebolla roja, cortada en cubitos
- ½ de libra de carne molida

Dirección:

1. Precalienta un sartén mediano a fuego medio.

2. Agrega aceite y derrite la mantequilla.

3. Añade las verduras y saltea durante 5 minutos.

4. Añade la carne y el comino, junto con la sal, y cocina hasta que se cocine la carne, por unos 5-10 minutos.

5. Agrega los huevos, y cocina hasta que las claras se hayan cocinado y las yemas sigan líquidas, por unos 5-20 minutos. Sírvelo caliente.

De Queso Con Jamón York

Ingredientes:

- 120 gramos de tomates secos en aceite
- 4 cebolletas pequeñas
- Perejil fresco, sal y pimienta
- 500 gramos de queso crema
- 120 gramos de jamón york
- 120 gramos de avellanas o pistachos

Dirección:

1. Tostar las avellanas en el horno a 200 grados,
2. Durante 6 -8 minutos hasta que estén
3. Doradas. Dejar enfriar y luego triturar.
4. Batir el queso en un bol para que no tenga grumos
5. Y agregar el jamón de york picado las cebolletas
6. Picadas y los tomates picados y

7. escuridos.Salpimentar y mezclar bien. Dejar

8. Endurecer una hora en la nevera.

9. Mezclar sobre papel sulfurado las avellanas con

10. El perejil picado y rebozar cuidadosamente el rulo

11. De queso. Dejar en la nevera durante 4 horas.

Tortilla De Champiñones Y Espárragos

- ½ taza de champiñones blancos en rodajas
- ½ taza de queso mozzarella bajo en grasa rallado
- 4 huevos
- 4 cucharadas de agua
- 20 tallos de espárragos frescos, sin tallo

1. Rocíe la sartén pequeña con aceite en aerosol antiadherente y caliente a fuego medio.
2. Batir ligeramente los huevos y el agua. Vierta la mezcla de agua y huevo en la sartén.
3. Cuando la parte superior esté firme, coloque con una cuchara los espárragos, los champiñones y el queso en la mitad de la tortilla.
4. Dobla la otra mitad. Servir.

Galletas Keto De Chips De Chocolate

INGREDIENTES

2 cucharadas de crema de leche espesa
½ taza endulzante como eritritol
½ taza chispas de chocolate oscuro sin azúcar
1 cucharadita sal marina
2 huevos
2 taza ó 2 barra mantequilla derretida
2 cucharadita de polvo de hornear
4 cucharaditas extracto de vainilla
4 y 1 taza harina de almendra

Dirección:

1. Precalentar el horno a 480° Fahrenheit.
2. En un tazón grande, batir bien la mantequilla con los huevos, la crema espesa y la vainilla.

3. Agrega harina de almendras, sal, polvo para hornear y el edulcorante.

4. Agrega a la masa las chispas de chocolate. Formar una bola con esta masa y coloque 7 bolas de masa separadas en una bandeja para horno previamente forrada con papel pergamino.

5. Aplane con las manos humedecidas con aceite o con el fondo de cualquier objeto de vidrio humedecido con aceite.

6. Hornee durante unos 25 a 30 minutos, hasta que las galletas tomen un tono ligeramente doradas.

Ensalada De Huevo Y Verdura

- 4 Huevos cocidos
- 4 Rama de apio
- Nueces
- 120 gr. De germinado de alfalfa
- 2 Aguacate

Dirección:

1. Cuando los huevos estén cocidos y un poco fríos debe quitarse la cáscara y cortarlo en trozos pequeños.
2. Una vez limpia la rama de apio también se corta en trozos pequeños y se mezcla con el germinado de alfalfa previamente lavado y escurrido.
3. Asimismo se parte el aguacate en trozos pequeños.
4. Se mezclan todos los ingredientes en un plato para ensaladas y se espolvorea sal.

Pechuga De Pollo Con Hierbas Y Queso

Ingredientes:

- 7 pechugas de pollo deshuesadas

- 4 cucharada de perejil, picado

- 8 cucharadas de albahaca, picada

- 4 cucharada de estragón, picado

- 4 cucharada de eneldo, picado

- 4 cucharaditas de ralladura de limón, rallado

- 2 taza de queso de cabra, desmenuzado

- ½ cucharadita de sal

- ½ cucharadita de pimienta

Dirección:

1. Precaliente la parrilla a medio-alto y rocíe con spray antiadherente.

2. En un tazón pequeño, combine el perejil, la albahaca, el estragón, el eneldo y la ralladura de limón.

3. Añadir el queso de cabra y mezclar bien. Ponga a un lado 4 cucharada de la mezcla de hierbas.

4. Haga un bolsillo en la pechuga de pollo y rellénelo de manera uniforme con la mezcla de hierbas, asegure cada abertura con un palillo.

5. Cubra el pollo con spray antiadherente y espolvoréelo con sal y pimienta.

6. Coloque el pollo en la rejilla de la parrilla y cocine por 25 a 30 minutos a cada lado.

Ensalada De Arugula, Radicchio Y Queso

Ingredientes:

- 4 cucharada de agua

- 8 anchoas, enjuagadas

- 2 cucharadita de ralladura de limón, rallada

- 4 cucharadas de jugo de limón

- 4 cucharadita de vinagre balsámico

- ½ cucharadita de sal

- 20 tazas de arugula de bebe

- 4 cabeza de radicchio

- 4 onza de queso parmesano

- 4 dientes de ajo, picados

- 4 cucharadas de mayonesa

- 4 cucharada de aceite de oliva virgen extra

- ½ cucharadita de pimienta
- 7 endivias grandes, recortadas

Dirección:

1. Llene una cacerola hasta la mitad con agua y deje hervir.

2. Agregue el ajo y deje que se ablande durante 15 a 20 minutos .

3. Transferir a una taza y reservar.

4. Para el aderezo: combine la mayonesa, el ajo, el aceite, el agua, las anchoas, la ralladura de limón, el jugo, el vinagre, la sal y la pimienta en un procesador de alimentos.

5. Procesar hasta que todos los ingredientes estén bien mezclados.

6. Mientras tanto, corte la endibia a lo largo y el radicchio por la mitad y en cuñas.

7. Rocíe los lados cortados de ambos vegetales con spray antiadherente para cocinar y espolvoree con la sal restante.

8. Coloque la endibia y el radicchio en la parrilla y cocine por 5 a 20 minutos.

9. Retirar y dejar enfriar.

10. Combina las endivias, el radicchio y la rúcula con el aderezo.

11. Mezcle para cubrir uniformemente.

12. Cubra con queso parmesano.

Sartén De Champiñones Y Tocino

Ingredientes

- 4 cucharadita de sal
- 4 huevo
- 4 cucharada de mantequilla
- 4 taza de champiñones, en rodajas
- 8 rebanadas de tocino, en cubitos

Dirección:

1. Derrite la mantequilla en una sartén a fuego medio-alto.

2. Añade los champiñones y tocino, y saltéalos hasta que estén bien cosidos – por unos 15 a 20 minutos.

3. Agrega el huevo, mezclando bien. Condimenta con sal y pimienta.

Pollo Y Aguacate

ingredientes

- sal
- perejil
- 2 00 gr de pollo
- 2 jengibre
- 2 aguacate
- 1 limón
- 120 gr de aceite

Dirección:

1. 2 . Para la receta de ensalada de pollo y aguacate con salsa de jengibre, freír la carne de pollo y recogerla en un bol.

2. Pelar el jengibre y rallarlo, luego exprima la pulpa en sus manos y vierta el jugo en un tazón pequeño.

3. Agregue el jugo de 2 limón, 120 gramos de aceite, una pizca de sal y perejil, y

mezcle con un mezclador para obtener una salsa.

4. Limpie el aguacate y córtelo en trozos. Sazona el pollo con la salsa de jengibre y completa con trozos de aguacate.

5. Para que tenga mejor sabor, también puedes agregar el limón pelado.

Ensalada De Pollo Caliente Con Vinagreta De Tocino

- 2 cucharadas de vinagre de vino tinto
- Sal
- pimienta negra recién molida
- 2 tazas de pollo cocido en cubos o rallado
- 4 tazas de espinacas para bebés empacadas
- 4 rebanadas de tocino
- 2 diente de ajo, aplastado
- 2 cucharaditas de mostaza dijon

1. añadir el tocino a una sartén fría de 8 pulgadas, y colocar a fuego medio-alto. cocine hasta que quede crujiente, girando una vez.
2. transferir a una placa forrada con toalla de papel.

3. en la misma sartén, agregue el ajo. saltear hasta fragante, aproximadamente 5 minuto.

4. desechar el ajo. del fuego, batir en la mostaza y el vinagre.

5. sazonar con sal y pimienta. devolver la sartén a una llama baja.

6. mezclar el pollo y cocinar hasta que esté caliente, de 20 minutos.

7. retirar la sartén del fuego, remover las espinacas, luego dividir inmediatamente la ensalada entre dos cuencos poco profundos.

8. disfrutar de inmediato.

Sopa De Coliflor Con Panceta Desmenuzada:

Ingredientes:

- Mostaza Dijon-2 cucharada.
- Panceta (en cubitos) -8 oz.
- Mantequilla para freír-2 cucharada.
- Pecanas-4 oz.
- Paprika Powder-2 cucharadita.
- Caldo de pollo o caldo de verduras 4 tazas
- Queso Crema-8 oz.
- Mantequilla-4 oz.
- Sal y pimienta

Dirección:
1. Cortar la coliflor en trozos pequeños. Cuanto más pequeña sea la coliflor, más rápido estará lista la sopa.

2. Ponga un poco de coliflor y córtelos en trozos de ½ de pulgada.

3. Saltear la panceta y la coliflor juntos y una vez que estén crujientes; Añadir las nueces y el polvo de pimentón.

4. Mezclar bien y dejarlo a un lado.

5. Hervir las piezas de coliflor en el caldo hasta que se ablanden.

6. A continuación, añadir mantequilla, queso crema y mostaza Dijon.

7. Ahora, con la ayuda de una licuadora de inmersión, mezcle la sopa para obtener la textura o la consistencia que desee.

8. Cuanto más cremosa quieras que sea la sopa; más se debe mezclar.

9. Sazone con sal y pimienta, según su gusto.

Mejor Keto Mac & Cheese

Ingredientes

- mantequilla, para hornear plato
- 6 onzas de queso crema, cortado en cubos
- 4 c. cheddar rallado
- 2 c. mozzarella rallada
- pimienta negra recién molida
- 2 cabezas medianas de coliflor, cortadas en floretes
- 2 cucharadas de aceite de oliva virgen extra
- sal kosher
- 2 c. crema pesada

para la cobertura :

- 8 onzas de cortezas de cerdo, trituradas
- y un cuarto de parmesano recién rallado

- 4 cucharada de aceite de oliva virgen extra
- 4 cucharadas de perejil recién picado, para decorar

Dirección:

1. precaliente el horno a 450 grados y manteque una bandeja para hornear de 10 "-x-2 4 ". en un tazón grande, mezcle la coliflor con 7 cucharadas de aceite y sazone con sal.
2. esparcir la coliflor sobre dos grandes bandejas para hornear y asar hasta que estén tiernas y ligeramente doradas, unos 50-55 minutos.
3. Mientras tanto, en una olla grande a fuego medio, caliente la crema.
4. cocine a fuego lento, luego disminuya el fuego a bajo y revuelva los quesos hasta que se derrita. retirar del fuego, añadir la salsa picante si se usa y sazonar con sal y

pimienta, luego doblar en coliflor asada. sabor y sazonar más si es necesario.

5. Transfiera la mezcla a la bandeja para hornear preparada. en un tazón mediano revuelva para combinar cortezas de cerdo, parmesano y aceite. espolvorear la mezcla en una capa uniforme sobre coliflor y queso.

6. Hornee hasta que estén dorados 3 horas. Si lo desea, gire el horno a asar para brindar más, alrededor de 5 minutos.

7. decorar con perejil antes de servir.

Recetas Para El Desayuno

Ingredientes:

- ½ cucharadita de goma xantana.
- 4 huevos.
- ½ cucharadita de sal.
- 10 cucharadas de mantequilla ablandada.
- 7 tazas de harina de almendras, finamente molidas.
- 4 cucharada de levadura en polvo.
- 2 cucharada de ajo en polvo.

Para tu salsa de salchicha:

- 4 libra de carne de cerdo picada.
- 4 cucharadas de mantequilla.
- 4 onzas de queso crema.
- 2 taza de caldo de pollo.
- 2 taza de crema espesa.
- ½ cucharadita de goma xantana.
- 1 cucharadita de pimienta.

Dirección:

1. Antes de comenzar nuestra Dirección: de las galletas, precaliente el horno a 450 °F. Coloque todos los ingredientes secos en un tazón y mezcle bien.
2. Luego agrega los huevos y la mantequilla.
3. Asegúrese de mezclar hasta que todo esté completamente combinado.
4. Es posible que necesite usar su mano para hacer esto.
5. En una bandeja para hornear forrada con papel pergamino, coloque la masa que se ha separado en diez bolas y aplane las tapas.
6. Hornee durante 30 a 35 minutos y retírelos cuando comiencen a verse dorados.
7. Permita que se enfríen antes de servir.
8. Para preparar la salsa, calienta una sartén a fuego medio.
9. Agregue la salchicha y cocínela bien.

10.   Esto significa que no se deben ver áreas rosadas.

11.   Agregue la mantequilla a la olla y colóquela en trozos de queso crema.

12.   Combina todo hasta que el queso crema se derrita por completo.

13.   Esto debería tomar al menos 2 minutos.

14.   Después de eso, vierta la crema espesa y el caldo en la sartén.

15.   Agregue pimienta y goma de xantana y revuelva.

16.   Cocine a fuego lento durante unos minutos y luego apague la llama.

17.   Es en este momento, la goma de xantana hará que su salsa se espese.

18.   Finalmente sirve tus galletas y vierte la salsa encima para disfrutar.

Pan De Nube

Ingredientes

- 20 unidades
- 400g de queso Philadelphia

- 8 huevos
- 1 de cucharadita de bicarbonato de sodio

Dirección:

1. Precalienta el horno a 300°C
2. Bate las yemas junto al queso crema hasta que la mezcla quede homogénea, después bate las claras y el bicarbonato hasta que se puedan hacer picos
3. Revuelve ambas mezclas de manera envolvente para que no se pierda la forma de las claras, pon la mezcla

en una bandeja con papel encerado
y repártela en 20 circulos, hornea
por 30 min

Omelette De Queso Crujiente

Ingredientes

Omelette

- 2 huevos
- 2 cucharas de crema para batir
- sal y pimienta negra molida
- 2 cuchara de mantequilla o aceite de coco
- 8 6 g queso rallado o en rodajas, curado

Relleno

- 4 cucharas (4 0 g) queso crema
- 50g fiambres de pavo
- 4 cucharadilla. orégano seco
- 4 champiñones en rodajas

- 4 tomatitos cherry en rodajas
- 50g brotes de espinaca

Dirección:

1. En un tazón, batir los huevos, la crema, la sal y la pimienta.
2. Calentar una cucharada de mantequilla en una sartén antiadherente a fuego medio.
3. Extender el queso de forma uniforme en la sartén para que cubra todo el fondo.
4. Freír a fuego medio hasta que burbujee.
5. Incorporar cuidadosamente la mezcla de huevo sobre el queso y bajar el fuego.
6. Cocinar unos minutos sin revolver.
7. Rellenar una mitad con los champiñones, los tomates, las espinacas, el queso crema, el pavo y el orégano.
8. Freír unos minutos más.
9. Cuando la mezcla de huevos comienza a cuajar voltear la mitad vacía sobre la

mitad con los ingredientes, formando una media luna.

10.	Freír unos minutos más y, ¡a disfrutar!

Palitos Super Queso

Ingredientes:

- ½ cucharadita de levadura en polvo;
- 2 cucharadita de sal;
- 8 huevos;
- 4 oz de crema de queso, ablandado;
- ½ taza de harina de coco;
- 50 cucharadas de mantequilla
- 2 taza de queso parmesano, rallado;
- 4 tazas de queso mozzarella, rallado;
- 2 cucharadita de ajo en polvo;
- 4 cucharadita de condimento italiano mediterraneo;

Para la parte superior:

- 30 cucharaditas de condimento italiano mediterraneo;
- ½ taza de queso parmesano, rallado;
- 2 tazas de queso mozzarella, rallado.

Dirección:

1. Precalientar el horno a 250°C (450°F)

2. Prepares una bandeja para hornear de 8 x2 2 engrasándola.

3. Combines la crema de queso, la sal, los huevos y la mantequilla derretida y luego mezclar.

4. Agregues las especias, la levadura y la harina de coco a la mezcla de mantequilla y revuelva hasta que se combinen, luego agregues el parmesano y la mozzarella.

5. Transferir la masa a una cacerola y luego cubrir con las hierbas y especias italianas adicionales, queso parmesano y mozzarella.

6. Hornear hasta que los palitos de pan estén listos por 3 horas.

7. A la mitad de la cocción, usar un cortador de pizza para crear palitos de pan individuales.

8. Transfiera la bandeja a la rejilla superior del horno y asar hasta que el queso esté burbujeante y dorado por alrededor de 5-10 minutos

9. Servir con salsa marinara ceto amigable

Ensalada De Cesárea De Pollo Con Patatas Fritas De Parmesano

- 2 cucharada de queso parmesano
- 1/2 cucharadita de mostaza dijon
- 2 manojo de corazones de romaína, picados
- 2 tazas de pollo asado con mantequilla ahumada
- 6 patatas fritas de parmesano
- 1/2 de taza de mayonesa
- 2 diente de ajo

- 2 cucharadita de jugo de limón recién exprimido
- 1/2 de cucharadita de salsa de soja
- 1 cucharadita de pasta de anchoa

1. para hacer el aderezo, agregue la mayonesa, el ajo, el jugo de limón, la salsa de soja, la pasta de anchoa, el parmesano y la mostaza a una licuadora. mezclar hasta que el aderezo esté suave y cremoso.
2. en un tazón profundo, combine la lechuga y el pollo.
3. añadir la mitad del apósito y repartir hasta que esté bien recubierto.
4. decorar con patatas fritas de parmesano. servir inmediatamente.

Ensalada De Cesárea De Pollo Con Patatas Fritas De Parmesano

- 1/2 cucharadita de mostaza dijon
- 2 manojo de corazones de romaína, picados
- 2 tazas de pollo asado con mantequilla ahumada
- 6 patatas fritas de parmesano
- 1/2 de taza de mayonesa
- 2 diente de ajo
- 2 cucharadita de jugo de limón recién exprimido
- 1/2 de cucharadita de salsa de soja
- 1 cucharadita de pasta de anchoa
- 2 cucharada de queso parmesano

1. para hacer el aderezo, agregue la mayonesa, el ajo, el jugo de limón, la salsa de soja, la pasta de anchoa, el parmesano y la mostaza a una licuadora.

2. mezclar hasta que el aderezo esté suave y cremoso.
3. en un tazón profundo, combine la lechuga y el pollo.
4. añadir la mitad del apósito y repartir hasta que esté bien recubierto.
5. decorar con patatas fritas de parmesano. servir inmediatamente.

Embrulhos De Alfaces E Camarão Com Molho Búfalo

Ingredientes

- 1/2 colher de sopa de manteiga
- 2 dentes de alho, picados
- 1/2 chávena de molho picante
- 2 colher de sopa de azeite extra-virgem
- 800 gramas de camarão, descascado e desfiado, rabos removidos
- Sal Kosher
- Pimenta preta moída na altura
- 2 cabeça de alface romana, folhas separadas, para servir
- 1/2 de cebola vermelha, finamente picada
- 2 aipo de costela, cortado em fatias finas

- 1 chávena de queijo azul, esmigalhado

Dirección:

1. Comece por fazer o molho Búfalo. Derreter a manteiga numa caçarola em lume médio.
2. Acrescentar alho à manteiga derretida depois de ter sido completamente derretida.
3. Cozinhar até estar perfumado, o que normalmente é cerca de um minuto.
4. Adicionar molho picante à manteiga de alho e mexer para combinar.
5. Reduzir a temperatura.
6. À medida que o molho Búfalo se põe num queimador a baixa temperatura, pegue numa frigideira grande diferente e aqueça em lume médio.
7. Adicionar camarão à frigideira e temperar com sal e pimenta.
8. Cozinhar durante cerca de 2 minutos por lado, ou até ficar rosa e opaco.

9. Desligar o calor e adicionar o molho Búfalo à frigideira de camarão. Revestir o camarão.

10.   Lavar e preparar folhas de alface.

11.   Adicionar uma bola de camarão a cada folha de alface.

12.   Tampo com cebola vermelha, aipo, e queijo azul.

Mini Muffins Con Arándanos

Ingredientes:

- Arándanos frescos
- 2 pizca sal
- Edulcorante al gusto
- 300g almendra molida
- 120 ml leche
- 1 cucharada de esencia de vainilla
- 4 g levadura química
- 2 huevos

Dirección:

1. Precalentar el horno a 300º C y prepara los moldes en donde pondrás la masa
2. Bate los huevos, la esencia de vainilla, la leche y reserva.
3. En otro lado mezcla la levadura, harina y sal formando un hueco para ir poniendo

poco a poco la mezcla anterior y agrega el edulcorante.

4. Bate hasta que la masa quede homogénea

5. Reparte en los moldes hasta la mitad de su capacidad y después pon algunos arándanos y un poco de chía

6. Hornea durante 25 a 30 min., revisando con un palito, deja enfriar y disfruta.

Huevos Revueltos Con Espinacas Y Salmón Ahumado

Ingredientes

- 100g brotes de espinaca
- 100g salmón ahumado o tocino cocinado
- 4 cda. mantequilla
- 4 cda. crema para batir
- 4 huevos
- sal y pimienta negra molida

Dirección:

1. Calentar la mantequilla en una sartén.

2. Incorporar las espinacas y freír hasta que estén tiernas.

3. Añadir la crema y dejar hervir durante un par de segundos hasta que todo quede cremoso.

4. Romper los huevos directamente en la sartén y revolver para que todo se incorpore bien.

5. Salpimentar y seguir removiendo hasta que esté hecho al punto que desees.

6. Servir los huevos revueltos en un plato junto con el salmón ahumado o tocino.

Pesto Crackers

Ingredientes:

- 4 pizca de pimienta de cayena;
- ½ cucharadita de albahaca seca;
- 4 diente de ajo; presionado;
- 4 cucharadas de pesto de albahaca;
- 8 cucharadas de mantequilla.
- 5 taza de harina de almendras;
- 2 cucharadita de levadura en polvo;
- 2 cucharadita de sal;
- 1 cucharadita de pimienta negra molida;

Dirección:

1. Precalientar el horno a 250°C (450°F). Cubra su bandeja de horno con papel pergamino y dejar a un lado

2. Mezcles la harina de almendras, la levadura en polvo, la sal y la pimienta.

3. Agregues la cayena, la albahaca y el ajo.

4. Una vez combinado, agregues el pesto y mezcles hasta que se formen migajas gruesas.

5. Agregues la mantequilla y amasar hasta que se forme una masa suave

6. Transferir la masa a la hoja preparada y extiéndalas en una capa delgada.

7. Hornear por unos 25-30 minutos. Cuando esté listo, retirar del horno, dejar que se enfríe un poco y cortar en galletas

Día Al Horno Pescado

Ingredientes:

- 1/2 taza de queso parmesano rallado
- Spray de aceite de coco
- 2 filetes de pescado libras
- 2 taza de yogur griego
- mantequilla 1/2 taza derretido

Dirección

1. Corte el pescado filete en trozos tamaño bocado o tamaño de la porción.
2. Cubra el filete de pescado con yogur griego.
3. cubra un dos 30 pulgadas por 20 pulgadas para hornear platos con el spray de aceite de coco.
4. Coloque los filetes de pescado preparado en los platos para hornear engrasados.
5. Rociar con mantequilla.
6. Cueza al horno, sin cubrir, en un horno precalentado de 450 grados durante

unos 30 minutos. Espolvorear con queso parmesano. Hornear por 10 a 15 minutos o hasta que el pescado puede ser fácilmente desmenuzado con un tenedor.

7. Retirar de la sartén y servir mientras esté todavía caliente.

Smoothie De Aguacate Y Frambuesa.

Ingredientes:

- ½ vaso de agua.
- 4 cucharada de eritritol o al gusto.
- **4** aguacates maduros, pelados, sin hueso y picados.
- 10 cucharadas de jugo de limón.
- 4 taza de frambuesas congeladas, sin azúcar.

Dirección:

1. Añadir todos los ingredientes en una licuadora y mezclar hasta que quede suave.
2. Agregar agua, si prefiere un batido con consistencia más delgada.
3. Verter en vasos y servir.

95

Filete De Salmón Con Yogur

Ingredientes:

4 diente de ajo picado
4 cucharada de aceite de oliva
4 cucharadita de cáscara de limón rallada
2 cucharadita de sal 450 g de filete de salmón
300 g de yogur cremoso griego

Dirección:

1. Sale el salmón.
2. Engrase una cazuela con aceite de oliva y ponga los filetes en ella. Espolvoree ajo y hierbas sobre el salmón.

3. Precaliente el horno a 650°C y hornee el salmón durante 35 a 40 minutos.
Mezcle el yogur con la ralladura de limón y sirva con el salmón.

Filete De Salmón Con Espinacas Al Ajo

Ingredientes:

- 750 g de filete de salmón fresco

- 750 g de espinacas picadas

- 4 cucharada de aceite de oliva extra virgen

- 4 dientes de ajo machacados

- 4 cucharadas de jugo de limón

- 4 cucharada de romero fresco picado finamente

- 2 cucharada de sal

- ½ de cucharadita de pimienta negra

1. Vierte el aceite de oliva extra virgen en un sartén y caliéntalo a fuego medio/alto.
2. Coloca los filetes de salmón en la sartén caliente y sazónalos con romero, jugo de limón, sal, pimienta y 1 taza de agua.
3. Cubre el sartén con una tapa y cocina por 35 a 40 minutos, volteando los filetes solo una vez.
4. Por separado, enjuaga y corta las espinacas, luego agrégalas a la sartén junto con el ajo.
5. Mezcla bien y cocina por unos 20 minutos

Costilla De Ternera Con Cebolla Caramelizada

Ingredientes:

- 4 cucharadas de mantequilla

- Sal y pimienta al gusto

- 4 cucharadas de aceite de oliva extra virgen

- 4 costillas con hueso

- 4 cebollas medianas picadas

- 4 dientes de ajo picados

- 1 cucharadita de romero picado finamente

- ½ de cucharadita de ají picante en polvo

1. Pon la mantequilla en un sartén y deja que se derrita a fuego medio.
2. Cuando la mantequilla se haya derretido por completo, agrega la cebolla y el ajo.
3. Condimenta con romero, ají picante, sal y pimienta.
4. Mezcla bien y cocina las cebollas durante aproximadamente 30 minutos hasta que estén perfectamente caramelizadas.
5. Retira las cebollas del sartén y, en el mismo, agrega un poco de aceite de oliva. Calienta el sartén y agrega la carne.
6. Cocina la carne durante unos 3 horas girándola una sola vez.
7. Cuando la carne haya terminado de cocinarse, sírvela en un plato adornando con las cebollas caramelizadas.

Ensalada De Calabaza Para Los Amantes De Lo Verde!

Ingredientes:

- 2 cucharadita de sal
- ½ cucharadita de pimienta
- 2 calabacines pequeños cortados en rodajas de 1 pulgadas
- 2 calabazas amarillas de verano de pequeño tamaño cortadas en rebanadas de 1
- 2 hoja de laurel
- 2 cucharadas de aceite de oliva extra virgen
- 2 cebolla en rodajas de tamaño pequeño
- 2 tomates medianos picados gruesos

- 1 una cucharadita de albahaca seca

Dirección:

1. Tome una sartén y colóquela a fuego medio

2. Añade aceite y deja que se caliente

3. Añade las cebollas y fríelas durante unos 20 minutos .

4. Añade los tomates a la sartén y mézclalos bien

5. Sazonar la mezcla con sal y pimienta

6. Sigue revolviendo durante unos 20 minutos hasta que esté bien cocido.

7. Añade la hoja de laurel, el calabacín, la calabaza amarilla y la albahaca

8. Bajen el calor y déjenlo hervir a fuego lento por unos 20 minutos, asegurándose de seguir revolviéndolo de vez en cuando.

Ensalada De Huevos

Ingredientes:

- 2 cebolla.
- 4 manojo de perejil.
- sal y pimienta al gusto.
- Cinco huevos cocidos.
- 8 cucharadas de mayonesa.
- 4 cucharadas de mostaza.

Dirección:

1. Mezclar la mayonesa, la mostaza, la cebolla el perejil y salpimentar, cortar los huevos en cascos o de tu manera favorita y mezclar con la Dirección: de la mayonesa

Hamburguesa De Solomillo De Atún

Ingredientes

- 600g de Atún en solomillos limpios
- Eneldo fresco al gusto o seco
- Ajo granulado al gusto
- Pimienta negra
- Aceite de oliva
- 2 Yema de huevo
- Guindilla fresca
- 10 ml de Zumo de lima
- 15 ml de salsa de soja baja en sal

Dirección:

1. Coger el atún y picar a cuchillo en trocitos pequeños y depositar en un cuenco.
2. Picar la media guindilla lavada y también el eneldo, si lo usamos fresco. Podemos agregar más guindilla si nos gusta más picante.
3. Añadirlo todo al pescado junto con la yema.
4. Agregar el zumo de limón, la salsa de soja, pimienta negra recién molida y ajo granulado al gusto. Combinar con un tenedor, mezclando muy bien, hasta tener una masa homogénea. Si estuviera muy seco podemos agregar un poco de aceite de oliva o mostaza.
5. Tapar con film y dejar reposar 40 a 45 minutos en la nevera.
6. Formar dos hamburguesas de, aproximadamente, el mismo

tamaño, con las manos engrasadas de aceite de oliva o ligeramente humedecidas.

7. Calentar una buena sartén o plancha antiadherente con aceite y cocinar las hamburguesas a temperatura media, durante unos 15 a 20 minutos por cada lado, procurando que no queden muy secas por dentro.

Crema De Espárragos

Ingredientes:

- 4 calabacín
- 4 litro caldo de pollo
- 400 ml nata liquida
- Pimienta blanca, sal
- 4 tarro de espárragos blancos
- 4 cebolleta
- 4 puerro

Dirección:

1. Cogemos una olla y ponemos en ella el caldo de
2. Pollo, y las verduras troceadas, menos los
3. Espárragos, hervimos 3 horas apartamos la

4. Olla y añadimos los espárragos escurridos y
5. Salpimentamos. Añadimos la nata y pasamos todo
6. Por la batidora, entonces colocamos en cuatro
7. Cuencos que meteremos al fresco hasta el
8. Momento de servir.

Salsa De Tomate Kétchup

INGREDIENTES

- 2 cucharadas de vinagre de sidra de manzana
- cucharadita de ajo en polvo
- cucharadas de vinagre blanco
- cucharadita de sal
- 6 oz de pasta de tomate
- 2 taza de agua
- 2 cucharadita de cebolla en polvo
- 1/2 taza de eritritol

DIRECCIÓN:

1. En una olla pequeña, agregue todos los ingredientes y mézclelos hasta que se combinen bien.
2. Calienta la sartén y agregue esta salsa. Cuando comience a hervir, reduzca el fuego al más mínimo y

siga revolviendo durante 20 minutos.

3. Pruebe la salsa, y agregue más edulcorante o más sal si prefiere.

4. Retirar la olla del fuego y dejar que se enfríe por completo.

5. Se mantendrá por 4 mes en la nevera.

Lasaña De Berenjenas Y Repollo

Ingredientes:

- 7 tazas de champiñones, en rodajas finas
- ¾ taza de aceitunas negras, picadas
- 4 tazas de tomates, picados
- ¾ taza de caldo de verduras
- 5 cucharadas de aceite de oliva
- 10 sprogs de albahaca fresca
- 5 berenjenas, picadas
- 4 cabeza de repollo
- 7 tazas de queso mozzarella, rallado

Dirección:

1. Retire con cuidado las hojas de repollo, asegurándose de conservar su forma original.
2. Estas serán tu " pasta de lasaña ".
3. Ponga el horno a 490 grados F.
4. Coloque una sartén grande antiadherente a fuego medio y caliente.
5. Una vez que esté caliente, agregue 7 cucharadas de aceite de oliva y agite para cubrir.
6. Saltea el ajo hasta que esté fragante, luego agrega los champiñones y las berenjenas. Saltear hasta que estén tiernos.
7. Verter los tomates picados con sus jugos y el caldo de verduras. Mezclar bien y cocine a fuego lento hasta que la berenjena esté tierna.
8. Cocine a fuego lento hasta que la salsa se espese.
9. Cubra ligeramente un plato grande para hornear con el aceite de oliva restante.
10. Crea una sola capa de hojas de repollo.

11. Vierta la mezcla de vegetales en la parte superior, luego espolvoree unas aceitunas.

12. Añadir otra capa de hojas de col, seguido de una capa de queso.

13. Cucharón sobre la mezcla de verduras. Sigue repitiendo hasta que la última capa sea el queso.

14. Hornee durante 40 minutos en el horno, luego colóquelo en una rejilla para enfriar durante 4 horas.

15. Servir, cortar y decorar con albahaca fresca. Mejor servido caliente.

Salchicha Con Alcachofas

Ingredientes:

- 4 manojo espárragos y 2 ajetes
- 400 ml nata para cocinar
- Queso rallado
- Aceite de oliva, sal y pimienta
- 30 salchichas
- 10 alcachofas
- 10 huevos

Dirección:

1. Pelar y limpiar las alcachofas, cocer hasta que
2. Estén casi blandas.
3. Colar y reservar.
4. Limpiar y picar los ajetes.
5. Partir las salchichas por
6. La mitad a lo largo.
7. Lavar y cortar los espárragos y

8. Poner las partes más duras con un poquito de aceite
9. De oliva y rehogamos 20 minutos , agregar el resto de
10. Los espárragos y los ajetes, saltear otros 20 minutos .
11. Calentar una plancha, para que marque las
12. Salchichas.
13. Batir los huevos con las especias y
14. Agregar la nata y unas cucharadas de queso
15. Rallado.
16. Cocinar las salchichas con las alcachofas.
17. La sartén con los espárragos y agregar el batido,
18. Cuajar los huevos a gusto y servir con las
19. Salchichas y las alcachofas.
1.

Milkshake De Chocolate

INGREDIENTES

- 2 cucharada o 25 g de cacao
- 2 a 4 cucharadas de eritritol
- taza de hielo bien picado
- Vainilla 1 cucharadita
- Mitad de una palta o aguacate
- 1 taza ó 4 oz de leche de coco
- Pizca de sal marina

DIRECCIÓN:

1. En una licuadora verter todos los ingredientes y mezclarlos bien, servir de inmediato.

Huevos Con Aguacate Y Pesto

Ingredientes

- 2 cucharada de mantequilla
- 2 huevo
- 2 porción de aguacate Pesto Pasta

Dirección:

1. Precalienta el horno a 450F. En una olla pequeña a fuego medio alto, derrite la mantequilla, y mezcla la Pasta con Pesto y Aguacate.

2. Cocinar durante 5-10 minutos hasta que queden crujientes y fragantes.

3. Transfiera la pasta crujiente a una cazuela pequeña, y presiona bien.

4. Agrega el huevo en el centro de la pasta, y hornea durante 40-45 minutos.

5. Sirve inmediatamente.

Explosión De Ricotta.

- una cucharada de aceite
- una pizca de sal
- una pizca de pimienta
- 450 gr de pasta
- 120 gr de ricotta
- Parmesano 80 gr

Dirección:

1. Para preparar esta receta llamada "pasta y ricotta", primero hierva una olla con agua salada y cocine la pasta durante 45 minutos o el tiempo indicado en el paquete.

2. Mientras tanto, puede preparar el aderezo: con una espátula, tamice la ricotta en un tazón a través de un colador con una malla apretada para obtener una consistencia suave y agradable.

3. Luego, agregue el queso parmesano rallado y la crema fresca y mezcle bien con la espátula.

4. Agregue las hojas de tomillo, revuelva nuevamente y finalmente agregue sal y pimienta.

5. Escurra la pasta, guarde algo de su agua de cocción y viértala directamente en el recipiente con la mezcla de ricotta.

6. Mezcle bien la pasta con la salsa, alargándola con un cucharón de agua para cocinar, si es necesario.

Rollitos De Calabacín Con Jamón Y Queso Crema De Almendras

Ingredientes:

- Agua filtrada, para remojar.
- agua hervida fresca para blanquear
- 2 cucharadita de sal marina
- 1 cucharadita de hojas de perejil empacadas, picadas
- Pizca de cebolla en polvo
- Relleno de queso
- 2 cucharadita de vinagre de coco
- 1 cucharadita de hojas de albahaca empaquetadas, picadas
- 2 taza de almendras escaldadas

Rollitos De Calabacín

- ¼ libra de jamón de granjero, en rodajas finas

- 4 calabacines, extremos recortados, cortados en trozos anchos

Dirección:

1. Para el relleno de queso: colocar las almendras en un bol.

2. Vierta agua filtrada para sumergir completamente las nueces; remojar durante la noche.

3. Enjuague y escurra.

4. Blanquear las nueces con agua hervida fresca.

5. Deje reposar durante 20 minutos ; desagüe.

6. Procese las almendras y los ingredientes restantes del queso crema en la licuadora hasta que estén suaves; Coloque el queso en la nevera hasta que se asiente.

7. Coloque el papel de pergamino en una superficie plana; Línea de calabacines astillas de lado a lado.

8. Coloque el jamón y una pequeña cantidad de mezcla de queso crema en la parte superior.

9. Enrolle las astillas de calabacín rellenas y asegúrelas con palillos de dientes.

10.   Servir 7 roll-ups por persona.

Filete De Flanco De Barbacoa Y Ensalada De Repollo

- 1/2 de taza de ketchup
- 2 cucharadas de mantequilla, derretida
- 2 cucharadita de mostaza dijon
- cucharadita de cebolla en polvo
- cucharadita de salsa worcestershire
- cucharadita de pimienta negra recién molida, además de más según sea necesario
- sal marina al gusto
- 30 libras de filete de flanco
- de taza de mayonesa
- 4 cucharada de vinagre de sidra de manzana
- cucharadita de semilla de apio
- tazas de repollo rallado

1. precalentar el asador en el horno a alta con el estante colocado debajo de la placa de pollo de engorde.
2. en un bol pequeño, mezcle el ketchup, la mantequilla, la mostaza, la cebolla en polvo, la salsa worcestershire y la pimienta negra para mezclar.
3. colocar el filete en una sartén con bordes.
4. cepilla la salsa por todas partes, arriba e abajo.
5. cocine de 5 a 10 minutos, hasta que estén bien doradas en la parte superior.
6. girar, y cocinar de 10 a 15 minutos más, a la terminación deseada.
7. dejar reposar 20 minutos .
8. mientras tanto, preparar la slaw.
9. en un tazón pequeño, mezcle la mayonesa, el vinagre y la semilla de apio en un tazón profundo.

10.   sazonar con sal y pimienta. añadir el repollo y remover hasta que esté nado.

11.   reservado en la nevera. esto se puede preparar con 4 día de antelación.

12.   cortar el filete, cortar contra el grano, y servir con ensalada.

Salmón Al Horno Con Pesto:

Ingredientes:

- Mayonesa-2 taza
- Yogur Griego-1 taza
- Salmón-4 0 oz.

- Pesto verde-2 onzas.
- Sal y pimienta

Dirección:

1. Engrasar el plato para hornear y colocar el salmón, boca abajo.

2. Extienda el pesto y sazone con sal y pimienta.

3. Hornee en horno a 250 grados centígrados y durante unos 50 minutos.

4. El salmón debe escamarse fácilmente con un tenedor.

5. Mezcle el pesto verde, la mayonesa y el yogur griego para crear una salsa y sírvalo con el salmón al horno.

Cazuela De Taco De Keto

Ingredientes

- 2 cucharadas de mezcla de condimentos de taco keto
- 2 jalapeño, sin semillas y picado, además de más cortado para decorar
- 6 huevos grandes, ligeramente batidos
- 2 c. queso mexicano rallado
- 2 cucharadas de hojas de perejil recién picadas
- 2 cucharada de aceite de oliva virgen extra
- y mitad cebolla amarilla, cortada en cubos
- 2 libras de carne molida
- 2 cucharadas de sal kosher
- pimienta negra recién molida

Dirección:

1. precalentar el horno a 450 grados. en una sartén grande a fuego medio, caliente el aceite.
2. agregue la cebolla y cocine hasta que se ablande ligeramente, 5 minutos.
3. Agregue la carne molida y sazone con sal y pimienta.
4. cocinar, rompiendo la carne con una cuchara de madera, hasta que ya no sea rosa, 10 minutos.
5. Espolvorea el condimento de tacos y el jalapeño y cocina, revolviendo, hasta que las especias estén ligeramente tostadas, 5 minuto.
6. drenar y dejar enfriar ligeramente.
7. En un tazón grande, batir los huevos, luego agregue la mezcla de carne.

8. extender la mezcla en una capa uniforme en la parte inferior de un plato para hornear de 4 cuartos.
9. espolvorear con queso.
10. Hornee hasta que esté listo, unos 250 minutos .
11. Espolvorea con perejil y rescata cada rodaja con un dollop de crema agria y jalapeño, si lo deseas.

Huevos Revueltos Con Albahaca Y Mantequilla

Ingredientes:

- Mantequilla-2 onza
- Albahaca fresca-2 cdas.
- Huevos-2
- Crema de coco o leche de coco o crema agria-2 cucharadas.
- Sal

Dirección:

1. Derrita la mantequilla a fuego lento y, mientras tanto, bata los huevos, la crema y la sal en un tazón pequeño.

2. Añadir a la sartén, en la mantequilla derretida.

3. Revuélvalo en el centro de la sartén y hasta que los huevos estén revueltos y asegúrese de que no estén demasiado crujientes.

4. Revueltos, suaves y cremosos son los mejores.

5. Una vez hecho esto, cúbrelo con un poco de albahaca fresca y listo.

Keto Pollo Parmesano

Ingredientes

- 2 cucharadas de ajo en polvo
- 4 cucharada de cebolla en polvo
- 4 cucharadas de orégano seco
- aceite vegetal
- y tres cuartos c. salsa de tomate sin azúcar baja en carbohidratos
- 2 y medio c. mozzarella rallada
- hojas frescas de albahaca, para la cobertura
- 7 pechugas de pollo deshuesadas
- sal kosher
- pimienta negra recién molida
- 2 c. harina de almendras
- 7 huevos grandes, batidos
- 4 c. parmesano recién rallado, más más para servir

Dirección:

1. precalentar el horno a 450 grados. usando un cuchillo afilado, corte las pechugas de pollo por la mitad transversalmente.
2. sazonar el pollo por ambos lados con sal y pimienta.
3. coloque los huevos y la harina de almendras en 4 cuencos poco profundos separados.
4. en un tercer tazón poco profundo, combine el parmesano, el ajo en polvo, la cebolla en polvo y el orégano.
5. sazonar con sal y pimienta.
6. trabajar con uno a la vez, sumergir las chuletas de pollo en harina de almendras, luego huevos, y luego mezcla de parmesano, presionando para cubrir.

7. en una sartén grande a fuego medio, caliente 4 cucharadas de aceite. agregue el pollo y cocine hasta que esté dorado y cocido, de 5 a 10 minutos por lado. trabajar en lotes según sea necesario, añadiendo más aceite cuando sea necesario.

8. Transfiera las chuletas fritas a un plato para hornear de 20 "-x-2 4 ", esparza uniformemente la salsa de tomate en cada chuleta y cubra con mozzarella.

9. Hornee hasta que el queso se derrita, de 25 a 30 minutos. si lo desea, asar hasta que el queso esté dorado, 7 minutos.

10. cubra con albahaca y más parmesano antes de servir.

Berenjena De Pollo Parmigiana

Ingredientes

- Harina de maíz (2 cucharada sopera)
- Cebolla roja (2 tazas, picada)
- Tomate (2 , picado)
- Salsa de tomate (4 /4 taza, sin azúcar o sal)
- Pan rallado (2 cucharada sopera)
- Uvas (1/2 taza)
- Aceite de oliva (4 cucharaditas)
- Berenjena (4 tazas, cortada en cubitos)
- Pechuga de pollo (6 oz., cortada por la mitad)
- Queso mozzarella de verdura (1/2 tazas, rallado)

Direcciones

1. Ponga el horno a 4 6 0ºF.
2. Caliente 2 cucharaditas de aceite en una sartén y cocine las cebollas por 4 minutos hasta que estén claras; ponga en la berenjena y cocine por 2 0 minutos hasta que estén blandas.
3. Añada el pollo, el tomate y cocine por 2 0 minutos más.
4. Use salsa de tomate para cubrir el fondo de la cazuela y luego agregue la berenjena cocida y el pollo. Cubra con harina de maíz y pan rallado y luego con el queso y el aceite restante.
5. Hornee por 2 20 minutos y cocine por 20 minutos más.

Sopa De Huevo

- sal
- pimienta negra recién molida
- cebollas verdes picadas, para servir
- rinde 4 porciones (4 taza)
- 2 huevos batidos
- 4 tazas (4 litro) de caldo de pollo fresco caliente directamente de la olla a presión
- ⅛ (3 mililitros) de cucharadita de aceite de sésamo

1. Con un tenedor, mezcle los huevos con el caldo caliente.
2. agregue aceite de sésamo y sazone al gusto con sal y pimienta.
3. Sirva en tazones y decore con cebollas verdes.

Batatas De Abacate

Ingredientes

- 2 abacate grande maduro
- ½ chávena de Parmesão acabado de ralar
- 2 colher de chá de sumo de limão
- colher de chá de alho em pó
- colher de chá de tempero italiano
- Sal Kosher
- Pimenta preta moída na altura

Dirección:

1. Pré-aqueça o forno a 300 graus celsius.
2. Coloque duas grandes folhas de cozedura com papel pergaminho.
3. Massa de abacate até ficar liso numa tigela de tamanho médio.

4. Adicionar parmesão, sumo de limão, pó de alho e tempero italiano à mistura de abacate amassado.
5. Temperar com sal e pimenta.
6. 6 . Colocar grandes colheres de chá de abacate na assadeira.
7. Deixar cerca de 10 centímetros de distância entre cada colher de chá.
8. Aplanar cada furo de modo a que tenha cerca de 8 centímetros de largura. Pode usar a parte de trás de uma colher ou de um copo de medição para o fazer.
9. Cozer durante cerca de 45 minutos, ou até ficar crocante e dourado.
10. Deixar arrefecer e servir à temperatura ambiente.

PLATO KETO DE SALMÓN AHUMADO

Ingredientes

- 100 g brotes de espinaca
- 4 cda. aceite de oliva
- sal y pimienta
- 450 g salmón ahumado
- 250 ml (250 g) mayonesa

Dirección:

1. Poner el salmón, las espinacas, una rodaja de lima y una buena cucharada de mayonesa en un plato.

2. Rociar con aceite de oliva por encima de las espinacas y salpimentar.

Gelado Keto

Ingredientes

- 2 colher de chá de extrato puro de baunilha
- Sal kosher
- 2 latas de leite de coco
- 2 chávenas de creme de leite
- 1/2 chávena de adoçante de confeitaria

Dirección:

1. Refresque o leite de coco no frigorífico durante pelo menos três horas, mas é melhor deixar o leite

de coco no frigorífico durante a noite.

2. Fazer coco chicoteado: Colher o creme de coco numa tigela grande. Deixar o líquido na lata.

3. Usar uma batedeira manual para bater o creme de coco até ficar cremoso.

4. Ponha de lado.

5. Fazer nata batida: Bater as natas pesadas e uma tigela grande separada usando uma batedeira manual.

6. Bater as natas até amolecer e formar um pico.

7. Bater adoçante e baunilha na mistura das natas batidas.

8. Dobrar o coco batido para o creme batido.

9. Mover a mistura para uma frigideira de pão.

10.   Congelar a forma do pão durante cerca de 6 horas, ou até ficar sólida.

11.   Servir e comer uma vez sólido.

Sopa De Pollo Con Limón

- rinde 6 porciones (2 taza)
- 2 cucharadas (4 0 mililitros) de aceite de aguacate
- cebolla mediana, picada fina
- ¼ de taza (4 6   gramos) de zanahoria en cubitos pequeños
- 4 tazas (2 litro) de caldo de pollo
- hoja de laurel
- taza (2 00 gramos) de pollo cocido desmenuzado
- 2 cucharaditas (2 2 gramos) de sal, y más para condimentar
- huevos

- ⅓ taza (100 gramos) de jugo de limón, de aproximadamente 2 limones
- ¾ taza (8 2 gramos) de coliflor con arroz, fresca o congelada
- pimienta recién molida
- eneldo fresco, para servir
- ralladura de limón, para servir
- preparar la olla

1. Ponga la olla a presión para saltear. una vez caliente, agregue el aceite de aguacate.
2. **Una** vez que brille, agregue la cebolla y la zanahoria, junto con una pizca de sal.
3. saltee hasta que la cebolla esté transparente, aproximadamente 4 minutos.
4. agregue el caldo, la hoja de laurel, el pollo y la sal.
5. cierre la tapa y trabe.

6. sellar la válvula de presión.

7. Ponga a presión alta y cocine por 20 minutos .

8. luego liberación rápida.

9. Mientras se cocina el caldo, bata bien los huevos y luego mezcle con el jugo de limón.

10. cuando se complete el tiempo de cocción, coloque aproximadamente 4 taza de solo el líquido caliente en un tazón y reserve.

11. agregue la coliflor con arroz al resto de la sopa en la olla a presión y deje reposar.

12. Mientras bate rápidamente, agregue lentamente 4 cucharada a la vez del caldo caliente reservado a la mezcla de huevo y limón. esto evita la cuajada.

13. la mezcla de caldo de huevo debe estar aproximadamente a la

misma temperatura que la sopa en la olla a presión.

14.   Mientras revuelve, agregue lentamente la mezcla de huevo nuevamente en la olla a presión.

15.   Deje reposar durante aproximadamente un minuto y sazone con sal y pimienta al gusto.

16.   Sirva adornado con eneldo fresco y ralladura de limón, si lo desea.

Pizza De Queso

Ingredientes:

- 2 taza de mozzarella rallada

- 2 taza de queso; 2 taza de queso asiago;

- 2 taza de queso parmesano;

- 2 frasco de salsa marinara.

- 2 huevo;

- 2 cucharaditas de condimento italiano mediterráneo;

- 2 cucharaditas de ajo en polvo;

Dirección:

1. Precalientar el horno a 250°C (450 °F).
2. En un tazón separado, combine una taza de queso mozzarella, el ajo en polvo, el huevo y la albahaca en un tazón.
3. Engrases una placa de cocción para pasteles con spray antiadherente para cocinar, luego vierta y esparza esta mezcla por el fondo del plato; está bien si algunas de las mezclas se ponen de lado.
4. Colocar en el horno y hornear durante 25 minutos.
5. Retirar la pizza del horno, luego extienda la salsa a continuación.
6. Agregues más ajo, condimento italiano y albahaca.
7. Cubrir con los ingredientes restantes, luego vuelva a colocar

todo en el horno y hornear por 2 0 minutos adicionales.

8. ¡Dejar reposar unos minutos después de sacarlo del horno y disfrutar!

9. Esta corteza hace excelentes sobras, así que simplemente envuelva y guarde todo lo que tenga en el refrigerador, y vuelva a calentar en el microondas cuando tenga ganas de más pizza.

www.ingramcontent.com/pod-product-compliance
Lightning Source LLC
Chambersburg PA
CBHW050727030426
42336CB00012B/1441